I0845785

Il microbioma e il vissuto emozionale come genesi della malattia

Giuseppe Montaldo

Il microbioma e il vissuto emozionale come genesi della malattia

secondo le più recenti ricerche della scienza

**Il microbioma e il vissuto emozionale
come genesi della malattia**

secondo le più recenti ricerche della scienza

Prima edizione **gennaio 2022**

Recentissime ricerche scientifiche hanno dimostrato l'importanza che ha per la nostra salute la presenza del microbioma.

Il **microbioma** è l'insieme del patrimonio genetico e delle interazioni ambientali della totalità dei microrganismi, definito **microbiota** e costituito da batteri, miceti e altri microrganismi che popolano il nostro corpo.

D'altro lato è ormai dimostrato quanto sia importante la psiche sulla nostra salute non solo mentale ma anche fisica. E di come uno squilibrio psichico si possa trasmettere al corpo alterando il suo equilibrio e la sua fisiologia.

Secondo recentissime ricerche scientifiche esiste una relazione tra microbioma e psiche attraverso l'asse intestino-cervello.

Gli effetti sulla nostra salute da parte del microbioma da una parte, della nostra vita emozionale dall'altra sono importanti di per sé ma lo sono ancora di più se si considerano le reciproche interferenze e relazioni.

Lo scopo di questo lavoro è duplice:

a) Illustrare come queste tre componenti, il microbioma, la psiche e la loro relazione agiscono sulla nostra salute;

b) Tracciare delle linee generali che indichino le strade da perseguire per garantire al nostro corpo l'equilibrio e la salute.

EMOZIONI E MALATTIE

PREMESSA

Possiamo considerare l'uomo come un'entità che sta nel mezzo fra Cielo e Terra.

Questo fatto ci porta a fare una serie di importanti considerazioni.

La prima conseguenza è che il nostro corpo è un sistema che contiene altri sistemi più piccoli e che, a sua volta è contenuto in altri sistemi più grandi. Questa illustrazione aiuterà a chiarire il concetto:

1. Vuoto	10. Famiglia
2. Vibrazione	11. Quartiere
3. Onda-particella	12. Città
4. Atomo	13. Nazione
5. Molecole	14. Mondo (Gaia, Terra)
6. Cellule	15. Sistema solare
7. Organi	16. Universo
8. Corpo	17. Multiverso
9. Individuo	

Questa tabella ci fa capire che l'uomo influenza ed è influenzato da ciò che è dentro e fuori di lui.

E questo influenza a sua volta il rischio che noi ci ammaliamo ma anche la nostra resistenza alla malattia.

COSA È LA MALATTIA E COME SI PUÒ DEFINIRE?

Le medicine tradizionali e olistiche

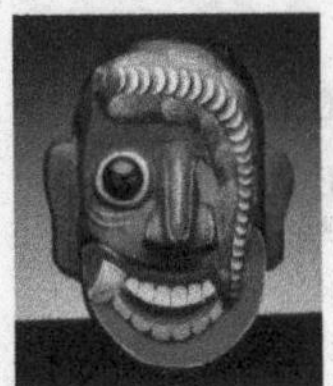

Cosa sono le medicine tradizionali:

Sono quelle della tradizione quindi medicine antiche o distanti
geograficamente da noi nelle quali noi troviamo presente il
concetto di etnomedicina. Ricorrono a sistemi antichi che si sono
sviluppati nel tempo. Etnomedicina si può definire come
trasmissione del patrimonio culturale riferito allo stato di
benessere fisico-psichico e sociale avvenuto:

- Con la memoria
- Con la parola
- Con lo scritto
- Con le opere d'arte
- Con gli oggetti
- Con le usanze e le abitudini
- Con la religione e le credenze

Antonio Guerci docente di antropologia all'Università di
Genova racconta: "Ricordo che tempo fa in Africa un paziente si
recò dal guaritore perché gli avevano rubato una gallina. Questo
episodio ci fa capire quale significato abbia la malattia in certe
culture diverse dalla nostra. Il paziente sperava che il terapeuta
stesso potesse guarire la società all'interno della quale esisteva il
ladro".

Mentre noi con la medicina convenzionale pretendiamo di
curare l'organo o addirittura la cellula come se fosse una cosa
staccata da tutto il resto del corpo, per molti miliardi di persone
distanti nello spazio e nel tempo invece, la prima indagine veniva

fatta a livello sociale in quanto si riteneva e si ritiene tuttora che sia la società patogena cioè è dal gruppo, dal clan, dalla tribù che nasce la malattia.

L'individuo è malato non solo come essere ma come colui che si trova in un determinato ambiente naturale, sociale e culturale.

Quello del legame sociale del malato è un aspetto molto importante. In certe culture, se un bambino viene ospedalizzato, nella struttura sanitaria è necessario poter far si che il paziente stia in contatto con molti componenti della sua famiglia.

Ma credo che sia necessario andare oltre riguardo al concetto di totalità della malattia.

La totalità in queste culture comprende anche il mondo invisibile o metafisico. Quindi la malattia può essere definita come:

- Un disaccordo
- Uno squilibrio
- Una disarmonia

che riguarda non solo la singola persona, l'ambiente naturale, sociale e culturale in cui vive ma anche il mondo extrasensibile o metafisico.

Da qui il legame molto stretto che esiste fra la salute, la religione, il sacro ma anche le pratiche sciamaniche e/o stregonesche.

E da questi concetti si può capire come la figura del guaritore-terapeuta assuma un rilievo importante e pregnante in società di questo tipo. Questo personaggio gode generalmente di grande prestigio all'interno della società.

E' generalmente una figura molto carismatica, che incute timore e, in molti contesti, riveste un ruolo sociale di primaria importanza.

Secondo Valerio Sanfo si può dire che la terapia avvenga a tre livelli:
- A livello individuale
- A livello sociale

- Dove il rimedio si può definire 'segnoforo' cioè portatore di un segno, di un simbolo. Per esempio una pianta curativa non ha un significato solo riguardo al suo principio attivo ma anche in base alla sua storia nell'ambito di quella popolazione, a come veniva percepita a livello popolare, al suo rapporto colla divinità. I simboli hanno sempre un'azione forte dal punto di vista psichico. Immaginiamo quindi quale forza possa avere questo simbolo se è caricato di significati sociali e/o sacri e religiosi.
  Ritroviamo quindi il concetto di rapporto tra Macrocosmo-Microcosmo, secondo la quale l'universo è una totalità ed ogni suo componente lo rispecchia: ogni piccola parte del cosmo ricapitola l'universo intero.

Le terapie olistiche

Edward Bach

La malattia è nella sua essenza il risultato di un conflitto tra l'anima, (spirito) e mente (psiche) e non sarà mai estirpata senza uno sforzo spirituale e mentale. Qualunque sforzo diretto soltanto sul corpo non può che riparare solo superficialmente il danno causato dalla malattia, ma questa non è guarigione poiché la causa è sempre operante e può in ogni momento manifestarsi sotto altra forma. Infatti in molti casi un'apparente guarigione è nociva in quanto nasconde all'ammalato la causa reale del suo male, causa che, passando inosservata, può guadagnare forza. (Edward Bach).

Ryke Geer Hamer

La malattia è la fase di normalizzazione di uno squilibrio psichico, cerebrale e fisico, scaturito da un conflitto/trauma emotivo inaspettato, drammatico e vissuto in isolamento.

Omotossicologia

Le malattie sono l'espressione di meccanismi di difesa
biologicamente utili contro omotossine endogene ed esogene, o
l'espressione dello sforzo compiuto dall'organismo per
compensare il danno tossico subito. (Hans-Heinrich Reckeweg)

Medicina allopatica

Una malattia (o patologia) è una condizione anormale di
un organismo, causata da alterazioni organiche o funzionali che
compromettono la salute del soggetto (Wikipedia).

Il termine malattia indica lo stato di sofferenza di un
organismo, o di sue parti, prodotto da una causa che lo danneggia,
e il complesso dei fenomeni reattivi che ne derivano. In senso più
strettamente fisiopatologico, per malattia si intende un'alterazione
concernente quei processi fisico-chimici, detti omeostatici,
attraverso i quali l'organismo mantiene la propria individualità in
equilibrio dinamico con l'ambiente, e il cui fattore scatenante può
essere occasionale, ambientale o interno all'organismo, nonché di
natura fisica, chimica, organica, ereditaria oppure psicosomatica
(Treccani).

Medicina olistica

La medicina olistica è una disciplina che rientra nel
concetto più generale di olismo. Secondo l'olismo (dal greco
holos, tutto) le proprietà di un dato sistema non possono essere
determinate dalla somma delle sue componenti, bensì è il sistema
in generale che determina il comportamento delle parti (l'intero è
maggiore della somma delle sue parti, Aristotele, Metafisica);
l'opposto dell'olismo è il riduzionismo secondo cui un sistema
può essere studiato riducendolo alle sue parti fondamentali.
Dunque la medicina olistica è la medicina della globalità, si
impegna a curare l'individuo su tutti i livelli - fisico, emozionale,
mentale e spirituale - e cerca di tener conto di tutto il sapere

medico disponibile (sia che abbia origine da studi di laboratorio, sia che derivi dalla saggezza della medicina popolare oppure, addirittura, dalla visione di sensitivi straordinari).

La Medicina Olistica non è una teoria standardizzata o una scuola di pensiero univoca, piuttosto è un modo diverso (nuovo ed antico al tempo stesso) di concepire la salute e la malattia rispetto alla visione meccanicistica attuale. Ciascun terapeuta olistico utilizza le metodiche che conosce di più e queste possono variare moltissimo tra loro (omeopatia, fitoterapia, oligoterapia, medicina antroposofica, medicina cinese, medicina ayurvedica, osteopatia, chiropratica, shiatsu, rebirthing, bioenergetica, iridologia, floriterapia di Bach, ecc....), eppure un unico filo conduttore unisce tutte queste metodiche.

Ciò che accomuna i metodi olistici è una visione unitaria della realtà, una globalità armonica di cui tutto l'esistente fa parte. Le varie parti della realtà acquistano pienamente il loro significato solo se vengono inserite in questo disegno d'insieme, nella totalità. In modo particolare questa concezione è applicata all'organismo vivente: esso è un tutto in se stesso, ma non solo: è un tutto con l'universo intero.
Da quanto esposto finora si può capire come sono tanti i punti in comune tra medicine tradizionali e medicina olistica che a me piace definire anche come medicina naturale perché la natura comprende il tutto, il visibile e l'invisibile, il cielo e la terra, la materia e l'energia o la materia e lo spirito.

Ciò mi conforta un po' perché questo sta a significare che l'affermarsi dei metodi di cura chiamati a volte impropriamente alternativi o non convenzionali sono una realtà importante nello sviluppo e nel progresso della nostra civiltà.

E questo è anche un segno che il progresso può definirsi tale se mette l'uomo al centro senza però dimenticarsi che lo stesso uomo fa parte di un tutto molto più grande di lui che lo nutre e per il quale lo stesso uomo deve avere un grande rispetto.

Omeopatia

L'omeopatia, le cui basi furono gettate nel XIX secolo da Samuel Hahneman, è attualmente la più diffusa tra le medicine non convenzionali. In alcune nazioni, come la Germania, la Francia, la Gran Bretagna e gli Stati Uniti, è riconosciuta ufficialmente e i farmaci omeopatici sono equiparati a tutti gli altri composti terapeutici. La medicina omeopatica si basa su alcuni principi fondamentali: secondo la legge per cui "i simili si curano con i simili", una sostanza che provoca i sintomi di una malattia in una persona sana è in grado di guarire un paziente che soffre di quella malattia; e secondo la legge del potenziamento, un farmaco in alte dosi intensifica i sintomi della malattia, mentre lo stesso composto in piccole dosi tende a rafforzare i meccanismi di difesa dell'organismo.

Medicina tradizionale cinese

Secondo il pensiero cinese, in un sistema di referenze cosmologiche date, dominato dalle idee di analogia, risonanza e interrelazione tra i punti di riferimento fondamentali, la malattia si manifesta per una concomitanza di fattori in un momento dato e in un luogo preciso.

Nella descrizione di un processo patogeno, quindi, non si risale mai a una causa primaria, ma si cerca di mettere in luce e in correlazione tutti gli elementi che hanno concorso a causare alterazioni dell'equilibrio di salute e a cui bisogna porre rimedio.

LE TERAPIE EMOZIONALI E/O ENERGETICHE

Tutte le definizioni sopra riportate rappresentano anche diverse tipologie di terapia, sono conoscenze che portano, o dovrebbero portare, alla guarigione.

In generale si può affermare che, eccettuato per la medicina allopatica, tutte queste terapie lavorano sul principio della concezione olistica. Poiché noi siamo un tutto costituito da un'infinità di componenti e di agenti diversi che stanno in equilibrio tra loro, la patologia è un effetto della perdita di questo equilibrio.

Per cui le medicine olistiche lavorano sul principio di riportare l'equilibrio dove questo è andato perduto. E, generalmente, anche se si somministrano prodotti che agiscono su singole parti, questi prodotti hanno effetti sull'equilibrio generale del nostro corpo. Nel senso che non hanno effetti su altri organi o agenti chimici fisici o psichici che agiscono all'interno del nostro insieme corpo-mente.

Questo non è vero per i prodotti che usano componenti chimici. Infatti questi composti esercitano la loro azione su organi o parti specifiche del corpo con un'azione chimica molto forte. Purtroppo quest'azione ha l'effetto di squilibrare altri organi o agenti chimici del nostro corpo eliminando il sintomo (quindi non è detto che sia avvenuta una guarigione profonda) riguardo all'organo colpito ma provocando altri effetti collaterali sul resto del corpo.

Ormai è evidente che esiste una relazione stretta tra corpo psiche e organi. Negli ultimi decenni si sono sviluppate moltissime terapie che ricercano la guarigione attraverso il lavoro sulle emozioni. Questa è sicuramente la strada maestra. Che però non vale se la patologia è arrivata in uno stadio irreversibile.

Moltissime ricerche scientifiche hanno ormai dimostrato che le patologie hanno prevalentemente un'origine emozionale.

La conseguenza è che sono nate in anni abbastanza recenti delle terapie che lavorano prevalentemente sul sistema psichico. Facciamo un breve cenno alle tecniche più importanti ed efficaci:

1. **ISTP**   (Intensive Short-Term Dynamic Psychotherapy.
   Psicoterapia Intensiva Dinamica Breve).
   L'ISTDP La psicoterapia dinamica breve intensiva o
   ISTDP è una forma di psicoterapia breve sviluppata da
   Habib Davanloo presso la Mc Gill University, attualmente
   inserita in numerosissimi studi scientifici e programmi
   terapeutici internazionali, in particolar modo nel mondo
   anglosassone ed americano. Si tratta di una psicoterapia
   ad oggi empiricamente validata, ovvero basata su evidenze
   scientifiche di efficacia.
   La ISTDP basa la comprensione dei disturbi psichici sulla
   teoria dell'attaccamento e sulle conseguenze emotive di
   traumi o interruzioni nei legami con le figure di
   attaccamento. Questi eventi causano una cascata di
   emozioni complesse che il soggetto, e in maggior misura
   quanto più si tratta di eventi precoci, è costretto a bloccare
   o evitare.

2. **EMDR** (eye movement desensitization and reprocessing.
   Desensibilizzazione e rielaborazione attraverso i
   movimenti oculari).
   L'EMDR è un metodo psicoterapico strutturato che
   facilita il trattamento di diverse psicopatologie e problemi
   legati sia ad eventi traumatici, che a esperienze più
   comuni ma emotivamente stressanti. E' un approccio
   psicoterapico interattivo e standardizzato, scientificamente
   comprovato da più di 20 studi randomizzati controllati
   condotti su pazienti traumatizzati e documentato in
   centinaia di pubblicazioni che ne riportano l'efficacia nel
   trattamento di numerose psicopatologie inclusi la
   depressione, l'ansia, le fobie, il lutto acuto, i sintomi
   somatici e le dipendenze.

3. **ANATEORESI** (regressione profonda in stato cosciente)

Creata da Joaquín Grau, Anateoresi è una terapia basata su
postulati scientifici ampiamente comprovati
sperimentalmente. Ha i suoi fondamenti nei diversi ritmi
cerebrali che condizionano la nostra percezione nel corso
della nostra fase di crescita, dal momento in cui veniamo
concepiti ai sette-dodici anni. Anateoresi permette al
paziente di rivivere le cause emozionali profonde che
alimentano la sua malattia. Quasi sempre si tratta di mali
che hanno le loro radici nel corso della gestazione e/o
nascita. A proposito dell'efficacia di Anateoresi è stato
detto che è " l'apporto più rivoluzionario nella ricerca di
un nuovo modo d'intendere la medicina". Essendo una
terapia psicologica, Anateoresi non utilizza farmaci. Si
serve solo di uno stato di coscienza speciale denominato
ISRA (Induzione allo Stato Regressivo Anateoretico), che
equivale ad un semplice rilassamento in cui il paziente non
perde la coscienza; al contrario, si mantiene perfettamente
lucido, padrone in ogni momento dei suoi atti.

4. **COSTELLAZIONI FAMILIARI** (Liberazione
   emozionale attraverso un lavoro di gruppo)
   Le leggi che governano i sistemi familiari, origine
   primaria di tutti i nostri disturbi emozionali, sono state
   scoperte da Bert Hellinger ed ampiamente comprovate
   sperimentalmente da oltre trent'anni.
   Bert Hellinger considera il singolo come parte di un
   sistema all'interno del quale occupa un determinato posto
   e in cui vigono determinate regole, indipendentemente da
   ciò che desidera o considera giusto. La famiglia è un
   sistema o campo energetico relazionale governato da
   determinate norme e regole che si perpetuano nel tempo.
   La famiglia è anche un sistema dinamico che tende sempre
   all'equilibrio: quindi ad una disarmonia verificatasi in
   seguito a fatti particolarmente dolorosi segue una reazione
   tesa a ristabilire l'equilibrio.
   Attraverso delle opportune tecniche all'interno del gruppo
   si mettono in scena delle situazioni familiari che hanno

bisogno di trovare soluzione. Energeticamente, i componenti del gruppo, rivivendo le emozioni che hanno generato il conflitto, contribuiscono a risolvere il problema.

5. TECNICHE IPNOTICHE E DI RILASSAMENTO

E' ormai scientificamente dimostrato che tutte le tecniche di meditazione e di rilassamento producono effetti benefici sul nostro corpo. (Candace Pert. Molecole di emozioni)

LE NUOVE TECNOLOGIE

Tradizionalmente, la microbiologia si è sempre basata sulla coltivazione in laboratorio, su appositi terreni colturali, di microrganismi estratti da campioni (acqua, suolo, sangue, ecc.). Per una varietà di ragioni, però, la grande maggioranza delle specie microbiche non può essere coltivata così e, di conseguenza, molte specie non possono essere riconosciute e studiate. Solo negli ultimi anni abbiamo avuto a disposizione gli strumenti adatti per studiare le comunità nel loro insieme: ci sono voluti i metodi della biologia molecolare per individuare la straordinaria complessità del mondo microbico. Grazie a questi metodi, oggi sappiamo che un solo grammo di suolo ospita più di 10 000 specie batteriche. La velocità con cui scopriamo nuove specie è molto superiore a quella con cui impariamo a coltivarle.

LE ULTIME SCOPERTE

La scoperta del microbioma umano è recentissima. Non più di 10-15 anni. Ma cambierà profondamente la nostra comprensione della vita e lo stesso concetto di malattia.

Il **microbioma** è l'insieme del patrimonio genetico e delle interazioni ambientali della totalità dei microrganismi, definito **microbiota** e costituito da batteri, miceti e altri microrganismi che popolano il nostro corpo.

Il **genoma**, secondo le ultime ricerche, sembra sia costituito da 2 a 20 milioni di geni. Mentre il totale dei geni delle cellule del nostro corpo è solo di circa 30.000.

Possediamo quindi due genomi: quello fisso costituito dal DNA e l'altro, mutevole, costituito dai geni dei nostri microrganismi.

Al secondo genoma è legata la nostra capacità-possibilità di evolverci.

Il termine evoluzione, in questo contesto, viene definito come la nostra capacità – potenziale – di trasformare i nostri conflitti ed i nostri blocchi psicofisici che ci tengono in una situazione di squilibrio, di disagio e di bassa energia vitale riportandoli in una situazione di equilibrio, di benessere e di elevata energia vitale

E' stato scoperto che la nostra salute dipende dall'equilibrio e dalla biodiversità di questa popolazione.

Ma come possiamo fare per garantirci questo equilibrio e questa diversità?

Sembrerebbe – teniamo conto che sono scoperte che hanno non più di 10-15 anni – che le principali malattie del nostro tempo e cioè le malattie metaboliche, cardiovascolari, l'obesità e le malattie autoimmuni, che sono malattie che non esistevano prima della industrializzazione del secolo scorso, dipendano dal questo secondo genoma.

Perché sono nate il secolo scorso tutte queste malattie?

Semplicemente perché le cause principali che squilibrano questa popolazione sono l'alimentazione ed i farmaci. E più in generale lo stile di vita. Aggiungiamo quindi la capacità di reagire ed elaborare stress, di entrare in contatto con le nostre emozioni più profonde e lavorare con il corpo sia imparando ad ascoltarlo sia facendo sport ed esercizio fisico. Ma tutti ci rendiamo conto di come i livelli di stress siano aumentati dal dopoguerra ad oggi. E come gli alimenti prodotti industrialmente abbiano un effetto estremamente negativo sul nostro organismo.

Sappiamo tutti che riguardo all'alimentazione esistono miliardi di 'scuole di pensiero'. E' stato dimostrato tutto ed il contrario di tutto. In realtà ognuno di noi è diverso dall'altro, non esistono dei principi validi in generale per tutti. Ciascuno ha una struttura, in parte anche ereditaria, diversa da tutti gli altri e quindi ognuno deve trovare la sua strada per l'alimentazione e per la salute.

Come si forma il microbioma?

Fino a pochissimi anni fa si pensava che il bambino nascesse sterile. E che il sistema batterico del suo corpo si formasse al momento della nascita tramite la colonizzazione del

suo corpo da parte dei batteri che vivono in simbiosi con la
madre.

Poi, subito dopo, la formazione del microbiota avveniva
sostanzialmente nei primi 27-30 mesi di vita.

Adesso si è scoperto che la formazione del microbiota
comincia durante la gravidanza.

Quindi è di importanza fondamentale, ma questo si sapeva
già, come la mamma vive la sua vita, sotto tutti gli aspetti,
durante questo periodo.

Cosa è importante per il bambino dalla sua gestazione fino
a circa 27-30 mesi?

E' evidente che le colonie batteriche che il feto riceve
saranno diverse a seconda della via scelta per il parto. Se la via di
uscita è vaginale il feto verrà colonizzato dalla flora batterica che
abita le vie genitali della madre (ricca di specie acidofile; le stesse
che si ritroveranno nel latte materno), se invece il parto avviene
per via cesarea, le prime specie batteriche con cui il feto giungerà
a contatto saranno diverse e maggiormente legate all'ambiente
esterno del corpo.

La colonizzazione batterica del corpo del bambino
prosegue con l'allattamento al seno (e ovviamente sarà di tipo
diverso da quella che è possibile ottenere ricorrendo a latti non
umani) e si perfeziona nel corso dei primi 27-30 mesi di vita
grazie al rapporto con l'ambiente esterno, con il contatto
interumano, con il contatto con gli animali da compagnia, con il
contatto con il cibo, etc.

Alla fine di questo periodo il microbioma del bambino può
dirsi ormai formato sia dal punto di vista della varietà che della
stabilità (il microbioma del neonato è infatti caratterizzato da
scarsa varietà e grande instabilità). Dato che i primi 27-30 mesi di
vita rappresentano il periodo più critico per l'evoluzione del
microbioma umano questo è anche il periodo in cui l'utilizzo di
farmaci antibiotici (che uccidono anche i batteri 'buoni')
dovrebbe essere limitato ai casi di gravi infezioni e non utilizzati
ad ogni rialzo febbrile o al primo colpo di tosse (una cosa questa
che andrebbe spiegata per ore a mamme e pediatri di base).

Alla fine di questa evoluzione del microbioma il corpo del bambino dispone di un organo accessorio che presiede ad una serie di funzioni importantissime.

Sappiamo che il sistema immunitario rappresenta un organismo importante per la nostra difesa dalle aggressioni esterne. Ci aiuta a tenere il nostro sistema corpo-mente in equilibrio e quindi a tenere lontane le malattie.

Ma il microbioma umano, è stato scoperto, presiede ad altre funzioni molto importanti.

- Stabilisce il grado di assorbimento dei nutrienti
- Influenza la psiche attraverso l'asse intestino-cervello
- Altre funzioni ancora in piena fase di ricerca e sperimentazione

Eppure la maggior parte di noi non si rende nemmeno conto dell'importanza di questo organo all'interno del proprio corpo.

"In assenza di modificazioni particolari dello stile di vita (abitudini alimentari, esercizio fisico, via all'aperto o al chiuso, uso di antibiotici o disinfettanti, etc.) il microbioma rimane più o meno stabile per tutto il corso della vita adulta e solo nell'età avanzata tende nuovamente a regredire ad una situazione di minor varietà e maggiore instabilità (e purtroppo, questa è anche un'altra fase della vita in cui l'abuso di antibiotici è divenuto ormai routinario). Appare evidente dunque che il microbioma umano dovrebbe essere considerato come *un delicato ecosistema dalle funzioni complesse*, la cui biodiversità è fondamentale per garantire un perfetto stato di salute all'individuo. Ecco perchè dovresti prenderti cura della tua flora batterica" (Fabio Piccini – Alla scoperta del microbioma umano).

Connessioni intestino-cervello (Mounting research tightens gut microbial connection with the brain)

Si stima che le migliaia di miliardi di microbi che abitano il corpo umano, chiamati collettivamente microbioma, pesino da 1 a 3 kg (circa due volte il peso del cervello umano medio). La maggior parte di loro vive nell'intestino e ci aiuta a digerire il cibo, sintetizza le vitamine e combatte le infezioni. Ma recenti ricerche sul microbioma hanno mostrato che la loro influenza si estende ben oltre l'intestino, fino al cervello.

Nel corso degli ultimi 10 anni, studi hanno collegato il microbioma intestinale ad una serie di comportamenti complessi, come stati d'animo ed emozioni, l'appetito e la sazietà. Non solo ma il microbioma intestinale sembra aiuti a mantenere più equilibrate le funzioni cerebrali e può anche influenzare il rischio di disturbi psichiatrici e neurologici, tra cui l'ansia, la depressione e l'autismo.

Tre ricercatori, in prima linea in questo settore emergente, hanno recentemente discusso il collegamento microbioma-cervello con la Fondazione Kavli.

"La grande domanda ora è come il microbioma esercita i suoi effetti sul cervello", ha detto *Christopher Lowry, Professore Associato di Fisiologia Integrativa presso l'Università del Colorado, Boulder*. Lowry sta studiando se microbi benefici possono essere usati per trattare o prevenire condizioni psichiatriche legate allo stress, tra cui l'ansia e la depressione.

Un modo sorprendente in cui microbioma influenza il cervello è durante lo sviluppo. *Tracy Bale, professore di Neuroscienze presso la Facoltà di Medicina Veterinaria presso l'Università della Pennsylvania*, e il suo team hanno scoperto che il microbioma nei topi è sensibile allo stress e che **i cambiamenti indotti dallo stress al microbioma di una madre vengono passati al suo bambino e possono alterare il modo in cui il cervello del suo bambino si sviluppa.**

"Ci sono importanti finestre di sviluppo. Per esempio il cervello è più vulnerabile quando deve reagire all'ambiente circostante", ha detto Bale, che ha fatto la pionieristica ricerca sugli effetti dello stress materno sul cervello. **"Quindi, se il microbioma della mamma cambia a causa di infezioni, stress o dieta, anche il microbioma dell'intestino del neonato cambia, e può avere importanti effetti sulla sua vita"**.

Sarkis Mazmanian, Louis & Nelly Soux Professore di Microbiologia presso il California Institute of Technology, sta esplorando il legame tra batteri intestinali, malattie gastrointestinali e autismo, un disturbo dello sviluppo neurologico. Egli ha scoperto che il microbioma intestinale comunica con il cervello attraverso molecole che sono prodotte da batteri intestinali e quindi entrano nel flusso sanguigno. Questi metaboliti sono abbastanza potenti per modificare il comportamento dei topi.

"Abbiamo dimostrato, per esempio, che un metabolita prodotto da batteri intestinali è sufficiente a causare anomalie comportamentali associati con l'autismo e con l'ansia quando viene iniettato in topi sani", ha detto Mazmanian.

Il lavoro di questi tre ricercatori apre nuove porte: i disturbi cerebrali, tra cui l'ansia, la depressione e l'autismo, potranno essere trattati attraverso l'intestino, che è un target molto facile per la somministrazione di farmaci rispetto al cervello. Ma c'è ancora molta ricerca da fare per capire la connessione microbioma intestinale-cervello, hanno detto.

Il laboratorio di Mazmanian sta anche esplorando se il microbioma svolge un ruolo nelle malattie neurodegenerative come l'Alzheimer e il Parkinson.

"Ci sono molti segnali che ci dicono che complesse patologie neurodegenerative possono essere collegate al microbioma. Ma la ricerca è solo all'inizio e c'è ancora molto da fare."

Uno studio dimostra che le mamme possono passare effetti dello stress alla prole tramite batteri vaginali e placenta (11 novembre 2013)

"Le donne incinte possono trasmettere gli effetti dannosi dello stress al loro bambino non ancora nato per mezzo dei batteri nella loro vagina e attraverso la placenta".

Questo ci dicono i nuovi risultati di due studi su animali presentati da ricercatori della University of Pennsylvania a Neuroscience 2013, la riunione annuale della Society for Neuroscience.

Si è scoperto che le emozioni vissute dalle madri durante la gravidanza possono influenzare lo sviluppo neurologico della prole e aumentare il rischio di disturbi come l'autismo e la schizofrenia, ma i meccanismi attraverso i quali si può riprogrammare il cervello in via di sviluppo non sono chiare.

Come un neonato passa attraverso il canale del parto, il microbioma vaginale di una madre viene trasmesso al neonato. Nel primo studio, il team, guidato da *Tracy L. Bale, PhD, professore di Neuroscienze presso la Scuola di Medicina di Perelman, Dipartimento di Psichiatria e la Facoltà di Medicina Veterinaria Dipartimento di Biologia Animale a Penn*, ha trovato che i cambiamenti nel microbioma prodotte per lo stress nei topi incinte hanno alterato la popolazione microbica nell'intestino del neonato e hanno trovato correlazioni con i cambiamenti del cervello in via di sviluppo.

Utilizzando approcci mirati nei topi, i ricercatori hanno determinato che lo stress prenatale ha interessato sia le madri sia la prole ed i livelli di Lactobacillus, batteri lattici che risultano associati alla neurochimica del cervello. E 'stato dimostrato che alterare quei livelli può influenzare lo sviluppo neurologico.

Il team ha poi osservato che cambiamenti nell'espressione genica nell'ipotalamo della prole dei topi sono correlati con i livelli di Lactobacillus. Molti di questi geni giocano un ruolo fondamentale nello sviluppo e nel cervello.

"Per la prima volta, abbiamo dimostrato come lo stress può cambiare il microbioma nella vagina e l'impatto del microbioma nella sua prole, e che può, in parte, in ultima analisi influenzare la loro funzione cerebrale e neurologica ", ha detto Bale. "Questo meccanismo ci potrebbe aiutare a capire meglio come si può predisporre gli individui a disturbi dello sviluppo neurologico."

In uno studio su animali in parallelo, Bale e colleghi erano alla ricerca di biomarcatori predittivi di stress materno e hanno scoperto che una proteina specifica nella placenta, OGT, può avere implicazioni per lo sviluppo del cervello nella prole. Il singolo enzima è noto come transferasi O-linked-N-acetilglucosamina o "OGT", che è importante in un'ampia varietà di funzioni normative, compreso lo sviluppo.

I ricercatori hanno scoperto che la placenta relativa ai cuccioli maschi di topo aveva livelli più bassi di OGT che la placenta relativa ai cuccioli di sesso femminile, e livelli di OGT nella placenta erano ancora inferiori quando le loro mamme erano stressate.

Il team ha poi usato transgenici per manipolare direttamente i livelli di OGT placentari in modo da riprodurre gli stessi effetti dello stress materno. In questo modo, ci si potrebbe chiedere se uno qualsiasi degli effetti dello stress della mamma sullo sviluppo e la funzione del cervello sono legati a questo gene placentare. Quello che hanno trovato è stato affascinante: quando questi bambini sono diventati adulti, erano più piccoli e più sensibili allo stress, in maniera molto simile alla prole delle mamme stressate.

"Dal momento che i livelli più bassi sono stati associati con lo stress, questi risultati suggeriscono che la proteina OGT può fornire un ruolo protettivo durante la gravidanza", ha detto Bale. "Questi dati suggeriscono anche che OGT può servire come un biomarker per una serie di disturbi dello sviluppo neurologico nei bambini.

L'importanza della biodiversità

Batteri democratici: con questo titolo a effetto è stato raccontato dalla stampa italiana uno degli ultimi studi a cui, nell'ambito di una collaborazione internazionale, ha preso parte il gruppo di ricerca del microbiologo ambientale Daniele Daffonchio, professore associato di microbiologia al Dipartimento di scienze e tecnologie alimentari e microbiologiche dell'Università di Milano. In breve, lo studio – pubblicato lo scorso aprile sulla rivista "Nature" – mostra che quanto più è uniforme la distribuzione numerica delle varie specie di una comunità batterica, tanto più è probabile che la comunità stessa sia resistente agli stress. Un risultato importante, perché mette in evidenza una sorta di "legge generale" che sembra regolare le interazioni tra microrganismi che vivono insieme in uno stesso ambiente.

In effetti, benché si sappia ormai da molto tempo che i batteri non sono organismi isolati e che, al contrario, "amano" vivere in gruppo, sono ancora decisamente poco conosciuti i meccanismi che ne modulano e ne influenzano le relazioni. E proprio di questo si occupa Daffonchio, studiando praticamente qualunque comunità batterica gli capiti a tiro: da quelle presenti nel suolo dei giardini pubblici a quelle che vivono in ambienti estremi (per esempio l'Artico o i bacini ipersalini sul fondo del mare) o in ambienti artificiali costruiti dall'uomo, come gli impianti di depurazione delle acque.

Segue un'intervista a Daniele Daffonchio

VENIAMO AL LAVORO PUBBLICATO SU "NATURE" E AL CONCETTO DI "DEMOCRAZIA BATTERICA". CHE COSA SIGNIFICA?

Lo studio appartiene al filone di indagini che si occupano del rapporto tra biodiversità e funzionamento degli ecosistemi. In genere, si intende per biodiversità non solo la varietà di specie che si trovano in un certo ambiente, ma anche il numero di individui presenti per ciascuna specie ne costituisce un aspetto, ed è proprio su questo aspetto che ci siamo concentrati, scoprendo che è molto importante.

QUALI SONO STATI I PASSAGGI DELL'ESPERIMENTO?

Siamo partiti da comunità microbiche semplificate costruite in laboratorio, contenenti ciascuna 18 specie batteriche diverse, più o meno "ricche" di individui. A un certo punto, abbiamo introdotto uno stress – rappresentato da un aumento della concentrazione di sale nel mezzo di coltura – e abbiamo osservato come le varie comunità reagivano in funzione della diversa "ricchezza" numerica delle singole specie. Abbiamo scoperto che in caso di disuguaglianza in questa ricchezza, la comunità tende a risentire molto dello stress, soprattutto se la specie più ricca è particolarmente sensibile alla variazione di salinità. Al contrario, se le diverse specie sono uniformi per quanto riguarda il numero di individui che le compongono, la comunità intera ha maggiori probabilità di funzionare bene anche in caso di stress. Nessun batterio è un'isola, verrebbe da dire parafrasando un celebre verso. Il concetto, del resto, è implicito nel termine comunità. Sappiamo che le comunità umane si basano sulla cooperazione e sullo scambio di mutui servizi. Lo stesso accade con quelle batteriche: il batterio che fissa l'azoto lo fa anche per quelli che gli stanno intorno e quello che produce un enzima in grado di degradare un antibiotico protegge sé stesso, ma anche i vicini. Questa cooperazione è particolarmente evidente negli ambienti estremi, che sono anche i più delicati.

PUÒ FARE UN ESEMPIO?

Uno degli ambienti estremi che abbiamo studiato di recente è il lago sottomarino Urania, una specie di "bolla

d'acqua" super salata localizzata a 3500 metri di profondità nel
Mediterraneo, a Sud-ovest di Creta. È un ambiente ipersalino,
privo di luce e di ossigeno e caratterizzato da elevate
concentrazioni di metano e di idrogeno solforato. Sembra
impossibile che possa ospitare organismi, e invece ci vivono
batteri organizzati in una comunità articolata ed efficiente,
concentrata soprattutto nel sottile strato di acqua che separa le
zone ipersaline da quelle a normale concentrazione di sale: uno
strato di soli due metri rispetto a una colonna d'acqua di 3500 m.
Qui si generano particolari condizioni geochimiche che
permettono ad alcuni batteri di sostenere specifiche attività
metaboliche le quali, a loro volta, consentono la sopravvivenza di
altri microrganismi. I batteri solfatoriduttori, per esempio, vivono
a stretto contatto con batteri che ossidano i solfuri, rilasciando
solfato che costituisce la fonte di nutrimento per i solfatoriduttori
stessi. In casi come questo si parla di sintrofia: una speciale forma
di simbiosi in cui un organismo si nutre con sostanze prodotte da
un altro.

Tutti i nostri batteri

Siamo uomini oppure una grande comunità batterica? La
domanda sorge spontanea, se si considera che, nel nostro
organismo, il rapporto tra cellule umane e cellule batteriche è di
uno a dieci e quello tra geni umani e geni microbici addirittura di
uno a cento. Da qualche anno, i microbi del corpo umano sono
oggetto di studio del Progetto microbioma umano, un ampio
progetto di ricerca coordinato dal National Human Genome
Research Institute di Bethesda, negli Stati Uniti. L'ultimo
risultato ottenuto riguarda la varietà e la distribuzione delle
comunità microbiche della pelle: si è scoperto che il nostro
tessuto di rivestimento esterno ospita circa 1000 specie differenti
di batteri e che ciascun individuo possiede la propria
"combinazione" microbica. Conclusioni analoghe si erano
ottenute qualche anno fa con lo studio del microbioma intestinale:
anche in quel caso si erano trovate circa 1000 specie (per un totale
di 100 000 miliardi di organismi), con una combinazione e una

distribuzione parzialmente differenti da individuo a individuo. Nel complesso, il nostro microbioma è decisamente benefico, perché ci conferisce capacità che altrimenti non avremmo, come quella di digerire certe molecole. In alcuni casi, però, la differente modulazione delle comunità batteriche sembra associata ad alcune patologie. Prendiamo per esempio l'obesità: un paio di anni fa, il gruppo di ricerca di Jeffrey Gordon, della Washington University School of Medicine, ha scoperto che nell'intestino delle persone obese ci sono meno batteri del genere Bacteroidetes e più batteri del genere Firmicutes rispetto a quanto accade nell'intestino delle persone magre. Se però chi è in sovrappeso dimagrisce, la composizione della flora batterica cambia: i Bacteroidetes aumentano e i Firmicutes diminuiscono. In uno studio condotto sui topi, inoltre, i ricercatori hanno scoperto che il microbioma di animali obesi ha una maggior capacità di quello di animali magri di digerire zuccheri complessi e, quindi, di ricavare energia dal cibo.

Gruppo di ricerca di Jeffrey Gordon, della Washington University School of Medicine National Human Genome Research Institute di Bethesda, negli Stati Uniti.
MedicalXpress.com: http://tinyurl.com/kaa2j36

Henri Laborit: il Pensatore alle Radici della Psico-Biologia

Henri Laborit (1914-1995) è stato una figura eclettica e rivoluzionaria: chirurgo, fisiologo, filosofo e uno dei pionieri della psico-neuro-immuno-endocrinologia. La sua ricerca si è concentrata sui meccanismi biologici dello stress e sul rapporto tra il corpo e l'ambiente sociale, anticipando concetti che oggi sono fondamentali nella medicina integrata.

Il suo contributo più celebre, che ha ispirato generazioni di ricercatori, è l'"inibizione dell'azione". Laborit dimostrò, attraverso i suoi esperimenti sui ratti, che quando un organismo è sottoposto a uno stress e non può reagire con la fuga o la lotta (le due risposte biologiche primarie), cade in uno stato di inibizione. È proprio questa impotenza appresa, questa impossibilità di agire, a scatenare le più profonde alterazioni fisiologiche, aprendo la strada alle malattie psicosomatiche.

"Mon Oncle d'Amérique" e la Divulgazione delle sue Teorie

La genialità e la portata delle scoperte di Laborit raggiunsero il grande pubblico principalmente grazie al regista francese Alain Resnais. Nel film "Mon Oncle d'Amérique" (1980), Resnais intreccia le vicende di tre personaggi con le spiegazioni scientifiche dello stesso Laborit, che compare nel film come intervistato.

Il film utilizza in modo magistrale la metafora dell'esperimento con i topi (qui citato) per spiegare il comportamento umano di fronte ai conflitti della vita quotidiana. Quelle sequenze, nelle cui hai riconosciuto il cuore del tuo lavoro, diventano una lente potentissima per decodificare come le frustrazioni, i desideri inappagati e le costrizioni sociali si imprimano nel nostro corpo, trasformandosi in sintomi.

Grazie a questo film, il pensiero di Laborit ha superato i confini dei laboratori, offrendo a tutti una mappa per comprendere il legame indissolubile tra la nostra storia emotiva e la nostra salute fisica.

"La grande sventura dell'uomo è di avere un cervello che gli permette di prevedere a lungo termine, ma non di cambiare la società nella quale è immerso."
— Henri Laborit

L'Esperimento dei Tre Topi: Stress e Possibilità di Azione

- **Topo 1** (Fuga possibile): Evita scossa → Resta sano
- **Topo 2** (Bloccato): Subisce scossa impotente → Malattie psicosomatiche
- **Topo 3** (Lotta possibile): Combatte → Resta sano nonostante scossa
- **Principio chiave**: La salute dipende dalla possibilità di agire, non dallo stress in sé
- **Applicazione umana**: Inibizione sociale cronica → Malattia

IL MODELLO SPERIMENTALE: Tre Risposte a uno Stressore Comune

Contesto

Studiamo tre topi sottoposti allo stesso stress (scossa elettrica intermittente), ma con diverse possibilità di reazione.

Casi a Confronto

1. **IL FUGGITIVO** (Azione evitativa)
    - *Condizioni*: Porta aperta tra due scomparti

o *Comportamento*: Si sposta per evitare la scossa

o *Esito biologico*: Equilibrio mantenuto, nessuna patologia

o *Meccanismo*: Controllo sulla situazione

2. **L'INIBITO** (Impotenza appresa)

o *Condizioni*: Porta chiusa, impossibilità di fuga

o *Comportamento*: Si arrende dopo tentativi inefficaci

o *Esito biologico*: Ulcere, ipertensione, immunodepressione

o *Meccanismo*: Stress cronico da impotenza

3. **IL COMBATTENTE** (Azione sostitutiva)

o *Condizioni*: Bloccato ma con avversario da attaccare

o *Comportamento*: Scarica aggressività nella lotta

o *Esito biologico*: Salute preservata nonostante lo stress

o *Meccanismo*: Scarica fisiologica dello stress

IMPLICAZIONI PER LA PSICOLOGIA UMANA

Parallelo clinico: Dipendente impossibilitato a reagire al capo → Somatizzazioni

Principio fondamentale: Il sistema nervoso è progettato per agire, non per subire passivamente

Applicazioni terapeutiche: Importanza di trovare valvole di sfogo costruttive e senso di agency

IL TOPO "INIBITO": L'IMPOTENZA APPRESA E LE SUE CONSEGUENZE

Questa condizione rappresenta il cuore del modello, poiché replica la situazione di stress cronico e impotenza tipica di molti contesti umani.

1. Il Profilo Psicologico: L'Impotenza Appresa (Learned Helplessness)

- Fase 1 - Tentativo e Speranza: Inizialmente, il topo cerca una via di fuga. Gratta alla porta, si agita, prova tutte le strategie a sua disposizione.

- Fase 2 - Frustrazione e Fallimento: Si rende conto che ogni suo sforzo è assolutamente inefficace. Non importa cosa faccia, il risultato è sempre lo stesso: la punizione è inevitabile.

- Fase 3 - Resa e Inibizione: È la fase cruciale. L'animale cede e smette di lottare. Impara che la sua azione è inutile. Questa rassegnazione si traduce in un comportamento di inibizione totale: si rannicchia, sopporta passivamente la scossa e vive in uno stato di attesa angosciosa del prossimo shock. Nell'uomo, questo stato corrisponde all'angoscia e alla sensazione di essere intrappolati senza via d'uscita.

2. La Tempesta Biologica: Dall'Emozione alla Malattia

Il sistema nervoso è programmato per reagire al pericolo con una risposta "attacca o fuggi" (fight or flight), rilasciando ormoni come cortisolo e adrenalina. Nell'inibito, questa cascata ormonale si attiva... ma non può scaricarsi con l'azione.

- Sistema Nervoso Autonomo: Rimane bloccato in uno stato di simpaticotonia cronica (attivazione continua del sistema dello stress).

- Sistema Endocrino: Il cortisolo, utile per brevi periodi, diventa tossico se prodotto in modo continuativo, sopprimendo il sistema immunitario e alterando il metabolismo.

- Sistema Immunitario: Diviene meno efficace. È qui che avviene il passaggio cruciale: un microbo o una cellula anomala, che in condizioni normali sarebbe stata debellata, ora attecchisce.

3. Le Conseguenze Patologiche: Le "Malattie della Civiltà"

L'organismo, bombardato da segnali di stress senza possibilità di sfogo, inizia a "decompensare" negli organi più vulnerabili (punto debole individuale).

- Apparato Gastrointestinale: Ulcera gastrica, colite.

- Sistema Cardiovascolare: Ipertensione arteriosa, tachicardia.

- Sistema Neuropsichico: Insonnia, ansia, stanchezza cronica, esaurimento (sindrome di Burnout).

- Sistema Immunitario: Maggiore suscettibilità alle infezioni e, secondo il modello, potenziale sviluppo di malattie autoimmuni o oncologiche.

4. Il Parallelo Umano Perfetto: La Trappola Sociale

L'operaio dell'esempio è l'equivalente umano del topo inibito:

- Stressore: Il capo insopportabile.

- Impossibilità di "Fuga": Licenziarsi significa disoccupazione.

- Impossibilità di "Lotta": Aggredire il capo significa conseguenze legali.

- Risultato: Sopportazione passiva, giorno dopo giorno. L'energia di aggressività e frustrazione, non potendo essere scaricata all'esterno, si riversa all'interno, contro l'organismo stesso.

5. Implicazioni Terapeutiche: Come "Riattivare" l'Inibito

La cura non è eliminare lo stressore (spesso impossibile), ma rompere l'impotenza appresa.

1. Consapevolezza: Rendere la persona consapevole del meccanismo in cui è intrappolata.
2. Agency (Senso di Controllo): Trovare, anche in piccolissime cose, margini di azione e di scelta. Cambiare la propria percezione da "vittima passiva" a "attore che può agire".
3. Valvole di Sfogo Sane: Attività fisica (scarica fisiologica dello stress), pratiche creative, tecniche di gestione dell'ansia.
4. Ridare Senso all'Azione: Come il topo che lotta, anche azioni simboliche o comunicative (es. esprimere il proprio disagio in modo costruttivo) possono interrompere il circolo vizioso dell'inibizione.

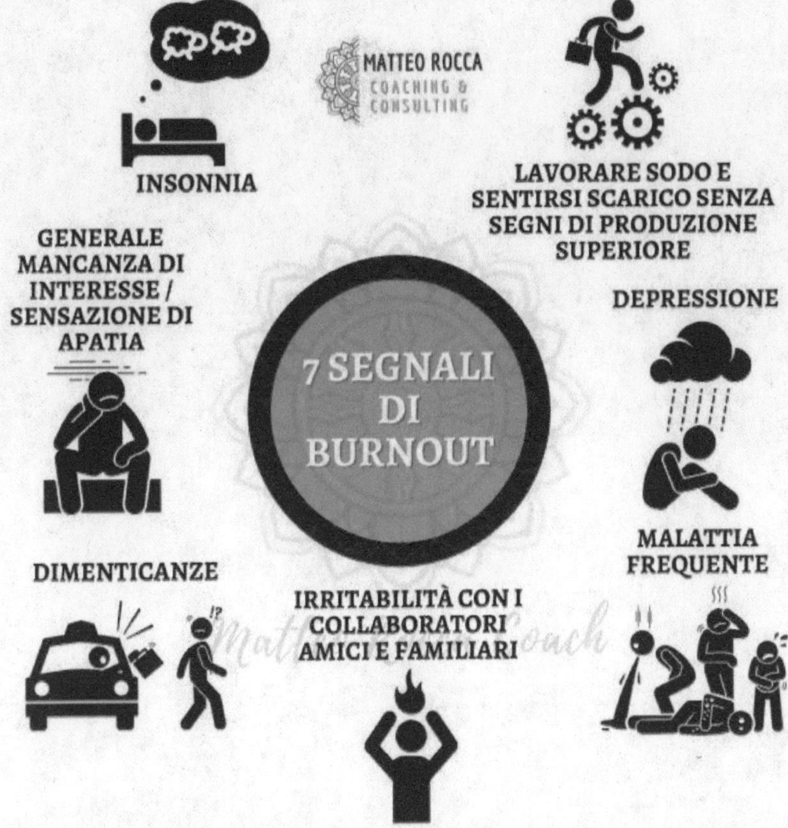

In sintesi, la condizione dell'"inibito" ci insegna che non è lo stress in sé a far ammalare, ma l'impotenza di non poterci fare nulla. Questo concetto è un pilastro fondamentale per comprendere il legame tra psiche, società e corpo.

La Rivoluzione Scientifica di Candace Pert: Dai Recettori Oppioidi alla Biochimica delle Emozioni

Introduzione: Un Cambio di Paradigma nella Neuroscienza

La scoperta dei recettori oppioidi da parte di Candace Pert nel 1972 rappresenta una pietra miliare nella storia delle neuroscienze, paragonabile per importanza alla scoperta della struttura del DNA di Watson e Crick. Questo lavoro non solo rivoluzionò la nostra comprensione degli analgesici oppiacei, ma gettò le basi per una nuova visione integrata della relazione mente-corpo che continua a influenzare la ricerca contemporanea.

Il Contesto Storico: La Ricerca sugli Oppiacei Prima del 1972

Per apprezzare appieno la portata della scoperta di Pert, è essenziale comprendere il panorama scientifico dell'epoca. Dagli anni '50, i ricercatori sospettavano che gli oppiacei come la morfina agissero su siti specifici nel cervello, ma mancavano le prove definitive. Il dilemma fondamentale era: come poteva una molecola esterna come la morfina avere effetti così potenti e specifici se non esistevano strutture biologiche evolutesi appositamente per interagire con essa?

La comunità scientifica era divisa tra chi sosteneva che gli oppiacei agissero attraverso meccanismi aspecifici di alterazione della membrana cellulare e chi, invece, ipotizzava l'esistenza di recettori specifici. Il lavoro di Pert si inserì in questo dibattito con un approccio metodologicamente innovativo.

LA SCOPERTA RIVOLUZIONARIA: METODOLOGIA E INNOVAZIONE TECNICA

Il Protocollo Sperimentale

Candace Pert, allora dottoranda alla Johns Hopkins University sotto la supervisione di Solomon Snyder, sviluppò un approccio sperimentale brillante basato sul legame competitivo. Utilizzò la naloxone, un antagonista oppioide marcato radioattivamente, per dimostrare l'esistenza di siti di legame specifici nel tessuto cerebrale di cervello di ratto.

La metodologia prevedeva:

1. Preparazione di membrane sinaptiche da tessuto cerebrale
2. Incubazione con naloxone radioattivo in condizioni controllate
3. Separazione del legame specifico da quello aspecifico
4. Analisi quantitativa dei siti di legame

L'Evidenza Sperimentale

I risultati mostrarono chiaramente che il naloxone si legava a siti specifici, saturabili e ad alta affinità. Il legame era competitivamente inibito da altri oppiacei in proporzione alla loro potenza analgesica, dimostrando una correlazione diretta tra occupazione recettoriale ed effetto biologico.

DAI RECETTORI ALLE ENDORFINE: L'INTUIZIONE GENIALE

Il Principio Serratura-Chiave

La scoperta dei recettori oppioidi sollevò immediatamente una questione fondamentale: perché il cervello avrebbe dovuto evolvere recettori per molecole prodotte dal papavero da oppio? L'ipotesi logica, avanzata da Pert e altri ricercatori, era che questi recettori si fossero evoluti per interagire con ligandi endogeni - le cosiddette "chiavi naturali" per queste "serrature molecolari".

La Caccia ai Oppiacei Endogeni

Questa intuizione scatenò una vera e propria caccia internazionale ai ligandi naturali. Tra il 1973 e il 1975, diversi gruppi di ricerca identificarono indipendentemente le prime endorfine:

- Encefaline (scoperte da Kosterlitz e Hughes nel 1975)
- Beta-endorfina (identificata da Li e Chung nel 1976)
- Dinorfine (scoperte successivamente nel 1979)

Caratteristiche delle Endorfine

Le endorfine si rivelarono essere peptidi relativamente
piccoli, derivanti dalla scissione proteolitica di precursori più
grandi. In particolare:

- Pro-opiomelanocortina (POMC): precursore di beta-
  endorfina, ACTH e MSH
- Pro-enkefalina: precursore delle encefaline
- Pro-dinorfina: precursore delle dinorfine

La distribuzione di questi peptidi nel sistema nervoso
centrale corrispondeva esattamente alla localizzazione dei
recettori oppioidi, confermando la relazione funzionale.

La Famiglia dei Recettori Oppioidi: Una Complessità Inaspettata

Classificazione e Caratteristiche

Successivi studi di clonazione molecolare rivelarono che i
recettori oppioidi appartengono alla superfamiglia dei
recettori accoppiati a proteine G (GPCR). Si identificarono
tre principali tipi:

1. Recettori μ (mu): mediazione dell'analgesia
   supraspinale, euforia e depressione respiratoria
2. Recettori δ (delta): modulazione dell'umore e
   analgesia periferica
3. Recettori κ (kappa): analgesia spinale, disforia e
   sedazione

Meccanismi di Segnalazione Intracellulare

L'attivazione dei recettori oppioidi innesca cascate di segnalazione complesse:

- Inibizione dell'adenilato ciclasi con riduzione dei livelli di AMPc
- Modulazione dei canali ionici (attivazione canali del K+, inibizione canali del Ca2+)
- Attivazione di chinasi (MAPK, ERK) che regolano l'espressione genica

L'ESTENSIONE PARADIGMATICA: I NEUROPEPTIDI COME MOLECOLE DELLE EMOZIONI

La Distribuzione Corporea Totale

La vera rivoluzione concettuale avvenne quando Pert e altri ricercatori dimostrarono che i recettori oppioidi e i neuropeptidi non erano confinati al sistema nervoso centrale, ma erano distribuiti in tutto l'organismo:

- Sistema immunitario: linfociti e macrofagi producono e rispondono a endorfine
- Apparato gastrointestinale: modulazione della motilità e della secrezione
- Sistema cardiovascolare: regolazione della pressione sanguigna
- Apparato riproduttivo: modulazione della funzione gonadica

La Rete Psicosomatica Integrata

Sulla base di queste evidenze, Pert formulò la teoria della "rete psicosomatica", che rappresenta un cambio di paradigma fondamentale:

Principi Fondamentali della Teoria:

1. Bidirezionalità della Comunicazione: non esiste una direzione privilegiata tra mente e corpo
2. Distribuzione Olografica dell'Informazione: ogni parte del sistema contiene informazioni sull'intero sistema
3. Memoria Corporea: le esperienze emotive lasciano tracce biochimiche in tutto l'organismo

Meccanismi di Memoria Cellulare

La teoria di Pert suggerisce che le esperienze emotive vengano "memorizzate" a livello cellulare attraverso:

- Modificazioni epigenetiche dei geni che regolano l'espressione di recettori e neuropeptidi
- Pattern di espressione recettoriale che persistono nel tempo
- Modificazioni del tono neuropeptidergico basale

IMPLICAZIONI CLINICHE E TERAPEUTICHE

Nuovi Approcci alla Terapia del Dolore

La comprensione del sistema oppioide endogeno ha rivoluzionato la terapia del dolore:

- Stimolazione periferica: agopuntura e TENS attivano il rilascio di endorfine
- Approcci psicologici: placebo e ipnosi modulano l'attività oppioide endogena
- Sviluppo di farmaci: agonisti selettivi con minori effetti collaterali

Psiconeuroendocrinoimmunologia (PNEI)

Il lavoro di Pert ha contribuito in modo decisivo alla nascita della PNEI, che studia le interazioni integrate tra:

- Sistema nervoso: percezione e elaborazione degli stimoli
- Sistema endocrino: risposta ormonale agli stressor
- Sistema immunitario: modulazione della risposta infiammatoria

Applicazioni in Psichiatria

Le disfunzioni del sistema oppioide endogeno sono implicate in:

- Disturbi dell'umore: depressione e disturbo bipolare

- Disturbi d'ansia: attacchi di panico e disturbo post-traumatico da stress
- Dipendenze: meccanismi di reward e craving

EVIDENZE SPERIMENTALI A SOSTEGNO DELLA TEORIA

Studi di Imaging Cerebrale

Le moderne tecniche di neuroimaging hanno confermato molte delle ipotesi di Pert:

- PET con ligandi oppioidi marcati: visualizzazione in vivo della distribuzione recettoriale
- fMRI: correlazione tra attivazione emotiva e rilascio di neuropeptidi

Ricerca Psicoimmunologica

Numerosi studi hanno dimostrato che:

- Stress psicologico altera la risposta immunitaria attraverso meccanismi oppioidergici
- Interventi psicoterapeutici modificano l'espressione di recettori oppioidi periferici

CRITICHE E LIMITI DELLA TEORIA

Nonostante il suo impatto rivoluzionario, la teoria di Pert ha ricevuto alcune critiche:

- Riduzionismo biochimico: eccessiva enfasi sui neuropeptidi a scapito di altri mediatori

- Difficoltà di verifica sperimentale: complessità della misurazione simultanea di parametri psicologici e biologici
- Sovrainterpretazione dei dati: estrapolazioni oltre le evidenze sperimentali

SVILUPPI RECENTI E PROSPETTIVE FUTURE

Epigenetica dei Recettori Oppioidi

Recenti studi hanno dimostrato che:

- Esperienze precoci modificano permanentemente l'espressione dei recettori oppioidi
- Traumi intergenerazionali alterano la metilazione del DNA dei geni oppioidergici

Medicina Personalizzata

La variabilità individuale nel sistema oppioide spiega:

- Differenze nella sensibilità al dolore
- Risposta variabile agli analgesici oppiacei
- Suscettibilità individuale alle dipendenze

Nuove Frontiere Terapeutiche

Le ricerche in corso esplorano:

- Modulatori allosterici dei recettori oppioidi

- Peptidi chimerici con selettività recettoriale migliorata
- Approcci genici per la modulazione dell'espressione recettoriale

Conclusioni: L'Eredità Scientifica di Candace Pert

Il lavoro di Candace Pert rappresenta un esempio paradigmatico di come una scoperta apparentemente tecnica possa trasformare radicalmente la nostra comprensione della natura umana. Dalla caratterizzazione molecolare dei recettori oppioidi alla formulazione di una teoria integrata della relazione mente-corpo, il suo contributo ha superato i confini disciplinari, influenzando non solo le neuroscienze ma anche la psicologia, l'immunologia e la filosofia della scienza.

La visione di Pert di un organismo come rete integrata di comunicazione psicosomatica anticipa molti concetti della medicina dei sistemi contemporanea e continua a ispirare nuove generazioni di ricercatori. La sua eredità scientifica ci ricorda che le grandi scoperte spesso avvengono ai confini tra discipline, dove l'innovazione metodologica si combina con il coraggio intellettuale di sfidare i paradigmi consolidati.

Nota d'autore

Le pagine che seguono descrivono una prospettiva esperienziale e interpretativa sul rapporto tra emozioni, conflitti interiori e sintomi corporei, ispirata alle cosiddette Cinque Leggi Biologiche. Non intendono sostituire diagnosi o cure mediche, ma offrire al lettore strumenti di consapevolezza interiore da affiancare ai percorsi clinici appropriati.

UNA RIVELAZIONE PERSONALE

Le Cinque Leggi Biologiche formulate da Ryke Geerd Hamer sono state, per me, una rivelazione. Non una teoria affascinante e lontana, ma qualcosa che ho potuto osservare **sulla mia pelle**, dentro la mia storia e nella mia patologia.

Col tempo ho imparato a cogliere — quasi in tempo reale — il **ponte** tra un conflitto interiore e la risposta del corpo. Un dolore non ascoltato, un evento negativo non digerito, una situazione non portata alla coscienza: tutto questo, se sospeso o negato, tende a **trasformarsi in conflitto**.

Questa consapevolezza è diventata uno strumento potente: **individuare** il conflitto, **portarlo alla luce**, **lavorarci sopra**. Sorprendentemente, i segnali del corpo spesso rispondono in fretta quando la tensione emotiva si scioglie.

Promemoria per il lettore

La malattia è anche un **messaggio**. Ascoltarlo non significa colpevolizzarsi: significa riconoscere una dinamica e restituirle un senso.

LA TENSIONE EMOTIVA: CIÒ CHE NON MOLLA, LOGORA

Nei corsi ripeto spesso che la recidiva — il ritorno di certi sintomi — è quasi sempre legata all'incapacità di **abbassare la tensione emotiva di fondo**. Quando non riusciamo a lasciar andare, l'organismo rimane "in allerta": consuma energie, si sbilancia, si difende.

Non parliamo solo dei grandi traumi. Anche **tensioni minime ma costanti** scavano nel tempo: svuotano l'umore, riducono le difese, incrinano l'equilibrio.
Il primo passo è **accorgersene**. Molti vivono sotto trazione continua senza saperlo.

Strumenti pratici

- un minuto, tre volte al giorno, per percepire **dove** il corpo è teso;
- un respiro più lungo dell'espirazione;
- nominare a voce bassa l'emozione dominante ("adesso sento…") per portarla a coscienza.

CONFLITTI PROFONDI E MALATTIE IMPORTANTI

Quando entrano in gioco **conflitti radicati e persistenti**, il lavoro cambia natura. Esistono due grandi vie:

1. **Risoluzione esterna**: la situazione che ha scatenato il conflitto si modifica o si chiude.
2. **Trasformazione interna**: se la realtà esterna non può cambiare, le diamo **un nuovo senso**, la attraversiamo e la integriamo. Non è resa: è maturazione.

Accade, non di rado, che la svolta arrivi **nel cuore della paura**.
Quando l'evento temuto si manifesta e **non ci distrugge**, qualcosa
si allenta: la tensione perde potere. Il conflitto **si disarma**.

BIOLOGIA IN MOVIMENTO: EVOLUZIONE E ADATTAMENTO

La biologia non è statica: è una **narrazione di adattamenti**.
L'evoluzione seleziona risposte che, in certi contesti, favoriscono
la sopravvivenza dell'individuo, del gruppo o della specie.
In questa ottica anche il **sintomo** può essere letto come **tentativo
di adattamento**: non un nemico, ma un linguaggio.

Esempi dal mondo animale lo mostrano bene: risposte ormonali
che modulano la cura della prole, cicli riproduttivi che si adattano
alle risorse, comportamenti che variano con il territorio. Il nostro
cervello, però, **non distingue sempre tra reale e simbolico**:
anche un conflitto "virtuale" (paura immaginata, minaccia
percepita) può produrre risposte biologiche concrete.

LO SHOCK CHE INNESCA: LA DHS

Nel lessico di Hamer, molti processi patologici iniziano con una
DHS (Sindrome di Dirk Hamer): uno shock conflittuale
improvviso, **acuto**, **drammatico**, vissuto in **solitudine**.
A quel punto l'organismo attiva un **programma sensato**: una
risposta che ha un suo **perché biologico** e, insieme, una valenza
segnaletica — ci indica che qualcosa chiede di essere visto e
trasformato.

Domande-guida

- Che cosa è accaduto **prima** dell'insorgenza del sintomo?
- Quale **bisogno** non riconosciuto è rimasto in sospeso?
- Quale **emozione** non ho ancora nominato?

DUE STRADE PER USCIRE DAL CONFLITTO

Ogni conflitto propone un bivio:

- **Cambiare la realtà** (azione): allontanarsi da rapporti o contesti lesivi, rinegoziare confini, chiedere aiuto, prendere decisioni.
- **Cambiare il senso** (integrazione): se la realtà non può mutare, le diamo **un nuovo significato**. Non si tratta di giustificare ciò che fa male, ma di **non restarne prigionieri**.

Spesso le due vie si intrecciano. La domanda-chiave diventa: **restare qui nutre la mia vita o la consuma?**
La risposta non è uguale per tutti, e può cambiare nel tempo.

ATTACCO, FUGA, BLOCCO: TRE POSTURE BIOLOGICHE

Davanti a una minaccia il corpo sceglie tra tre vie:

1. **Attacco**: energia in avanti, azione.
2. **Fuga**: allontanamento, protezione.
3. **Blocco**: immobilità, shock.

È il **blocco** la postura più insidiosa: congela la risposta e può "imprimere" nel corpo l'evento non processato. Il lavoro terapeutico è, spesso, **ripristinare movimento** (nel corpo e nel senso).

MEMORIE CHE ATTRAVERSANO IL TEMPO

Oltre alla biografia individuale, esistono **tracce** che superano una vita: impronte familiari, apprendimenti precoci, stili di risposta che paiono ereditati. Che si parli di epigenetica, di memoria immunitaria o — in senso più poetico — di "memoria dell'acqua", il punto è questo: **il corpo ricorda**.
Riconoscere questi fili non è determinismo: è **dare un nome** a ciò che ci abita, per poterlo trasformare.

IL SENSO DELLA MALATTIA

Possiamo leggere il sintomo come **tentativo di adattamento**:

- **dell'individuo**: reazioni acute che aiutano a sopravvivere a un evento (vomito dopo un cibo tossico, febbre come risposta).
- **del gruppo**: dinamiche ormonali e comportamentali che ottimizzano la cura della prole e la cooperazione.
- **della specie**: "scelte" riproduttive sincronizzate con le risorse disponibili.

Questa lente non toglie nulla alla medicina; aggiunge **una domanda**: *che cosa mi sta dicendo questo sintomo sulla mia vita?*

- **Relazione con un narcisista**: può generare un profondo senso di **svalutazione**. Le strade: uscire dal rapporto o trasformare radicalmente i propri confini e il proprio valore.
- **Tradimento**: può attivare conflitti di **separazione e abbandono**. Le scelte: interrompere o intraprendere un lavoro di integrazione che restituisca dignità a sé, qualunque esito avrà la relazione.
- **Lavoro**: una promozione mancata o l'insicurezza del posto possono far emergere **svalutazione** o paura "da profugo" (assenza di terra sotto i piedi).
- **Figlio in difficoltà**: può risuonare col vissuto di **impotenza nel prendersi cura**, con ricadute emotive e somatiche importanti.

Non esiste una risposta giusta **in astratto**. Esiste una risposta **vera per noi** in questo momento della vita.

GUARIGIONE: QUANDO IL CONTROLLO LASCIA SPAZIO ALLA FIDUCIA

Alcune testimonianze sono disarmanti nella loro semplicità: la guarigione inizia quando **smettiamo di spezzettarci** tra mille paure e scegliamo una **fiducia più grande** — in noi, nelle relazioni buone, nel corpo, nella vita.
Questo non esclude terapie e medici; anzi, le integra. È l'atteggiamento interiore a cambiare la qualità del percorso: meno lotta cieca, più **alleanza** con ciò che sostiene la vita.

RESPONSABILITÀ E POTERE PERSONALE

Prendere sul serio l'idea che "tutto comincia nella coscienza" non significa *tutto dipende da me* in senso colpevolizzante. Significa riconoscere che **io posso scegliere** come rispondere agli eventi.

Da qui nascono due esiti preziosi:

- **Responsabilizzazione**: esco dalla posizione di sola vittima.
- **Potere personale**: scopro una forza nuova, capace di dire sì o no, di allontanarsi o restare, di cambiare senso quando la realtà non cambia.

UN METODO IN CINQUE PASSI (PER IL LETTORE)

1. **Rileva**: prendi nota di quando compaiono i sintomi e cosa stavi vivendo.
2. **Collega**: individua l'evento o l'emozione che li ha preceduti.
3. **Decidi**: puoi **agire** sulla realtà? oppure devi **trasformarne il senso**?
4. **Applica**: pratica quotidiana (respiro, scrittura, dialogo, terapia, movimento).
5. **Integra**: chiediti che **lezione** porta questa esperienza e come può guidare le tue scelte future.

CONCLUSIONE: IL MESSAGGIO OLTRE IL SINTOMO

La malattia, talvolta, ci **obbliga** a un passaggio che rimandavamo per paura, blocchi, lealtà invisibili. È dura, spesso scomoda. Ma

può diventare una **soglia evolutiva**.
Che si scelga l'azione o l'accettazione, il punto resta lo stesso:
trasformare la tensione in senso. È qui che nascono salute,
libertà e — soprattutto — una forma nuova di **pace con se stessi**.

LA TERAPIA ANATHEÓRESIS (JOAQUIN GRAU)

SIGNIFICATO DELLA PAROLA *ANATHEÓRESIS*

Etimologicamente significa:

Guardare all'indietro contemplando il passato della nostra memoria profonda, controllare che cosa è veramente successo e che cosa è all'origine dei nostri guai attuali, riesumarlo, riportarlo al presente e, al tempo stesso, comprenderlo per trasformarlo ed eliminarlo totalmente dalle nostre memorie.

La grande scoperta di Joaquin Grau consiste proprio nell'aver provato, ma provato in infiniti casi risolti, che:

Non c'è malattia, a qualunque età ci capiti, che non abbia le sue origini in qualche cosa che è avvenuto ben prima che noi nascessimo e fino ai 7-12 anni

Quando eravamo già presenti in questo mondo ma non nella forma attuale (con le onde cerebrali beta già formate e la nostra individualità già costruita) che si comincia a raggiungere dopo il 4° stadio di percezione (dopo i 7-12 anni).

La stretta relazione esistente tra vissuto emozionale e patologie è ampiamente dimostrata da centinaia di ricerche e studi scientifici. (3)

GLI STATI DI COSCIENZA

Come abbiamo scritto in premessa noi siamo un sistema dentro altri sistemi e a nostra volta ne conteniamo altri.

Ma realmente noi dove siamo? E come percepiamo la realtà che ci circonda. E quella che sta dentro di noi?

E' vero che siamo solo pura coscienza che può percepire se stessa in diversi modi? Perché stiamo dando per scontato che, se siamo pura coscienza, la realtà è solo dentro di noi ed è solo quella che noi, con la nostra coscienza, possiamo percepire.

Oggi la moderna fisica quantistica sta dimostrando la validità di molte di questi concetti.

Credo che siamo consapevoli che, durante un normale giorno della nostra vita, noi viviamo diversi stati di coscienza. E la scienza ha dimostrato che esistono quattro principali stati di coscienza. Questi stati sono legati alle onde cerebrali del nostro cervello ed ognuno di essi ha delle onde prevalenti a seconda dello stato che stiamo vivendo:

✓ Onde delta	da 0.1 a 3.9 cicli al
✓ Onde theta	da 4.0 a 7.9 cicli al secondo
✓ Onda alfa	da 8.0 a 13.9 cicli al secondo
✓ Onde beta	da 14.0 in su

"Non c'è uno stato reale e valido – il cosiddetto stato abituale o di veglia – e altri stati alterati o patologici – gli altri stati –, ma diversi modi, tutti validi, di avvicinarci alla realtà. Tutti validi ma che – insisto – sono tutti, anche lo stato di veglia, solo e soltanto diverse forme della ipotetica, perché inafferrabile, Realtà.

Se inglobiamo in un solo gruppo i ritmi soggettivi di coscienza – *delta*, *theta* e *alfa* – ci troviamo con solo due grandi bande di frequenza cerebrale: quella dei cosiddetti ritmi di onde lente o basse (*delta*, *teta* e *alfa*) e quella del cosiddetto ritmo delle onde rapide o alte: *beta*. Questo ci porta a due modalità totalmente distinte, per certi aspetti opposte, di elaborare l'informazione. Questi due modi di elaborare l'informazione corrispondo l'uno all'emisfero cerebrale destro (ECD) e l'altro all'emisfero cerebrale sinistro (ECS)". (Joaquin Grau)

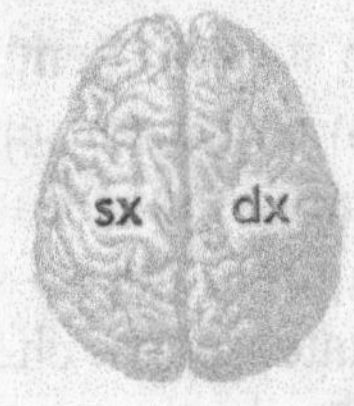

EMISFERO SINISTRO (ECS)	EMISFERO DESTRO (ECD)
DUALITA'	UNITA'
Oggettivo maschile	Soggettivo femminile
Causale-lineare-sequenziale	Analogico-associativo
Razionalizza, interpreta	Sta sui fatti concreti che vive
Astrazione-concetti	Archetipi-simboli
Dettaglio-riduzionismo	Olistico, percepisce la totalità
Tempo lineare	Tempo circolare

La nostra vita emotiva

Niente è fuori di noi. Tutto ciò che ci accade nella vita dipende da qualcosa che sta dentro di noi (sepolto nel profondo della nostra coscienza, il nostro IO interno) e condiziona il nostro rapporto con l'ambiente che sta fuori di noi (il nostro IO esterno). Anateoresi, ma non solo Anateoresi, ha dimostrato che siamo portatori di 'vissuti emotivi non risolti' che condizionano la nostra vita di tutti i giorni. Quante volte ci rendiamo conto che viviamo emozioni di cui non riusciamo a capire l'origine ed il senso. Stiamo male e non sappiamo perché. La reazione più elementare che abbiamo è attribuire questo malessere a ciò che accade fuori di noi, nel mondo esterno. Le relazioni sentimentali, i rapporti con i nostri genitori ed i nostri figli, la nostra vita lavorativa e sociale sono all'origine di tutto questo. E, finchè non ci rendiamo conto che le nostre reazioni a ciò che ci accade sono un effetto di una causa che sta solo dentro di noi, non possiamo farci niente. Se invece prendiamo consapevolezza che dobbiamo cercare dentro di noi possiamo iniziare un percorso di guarigione.

Ma da dove nasce questo nostro vissuto emozionale? E' dimostrato dalla terapia anateoretica, che ha più di trent'anni di esperienze documentate, che il primo imprinting emozionale è quello che riceviamo da nostra madre e/o attraverso di essa. Se nostra madre, per esempio, rifiuta o accoglie il nascituro al momento del concepimento, il bambino si porterà questa memoria emotiva tutta la vita, che ne sarà fortemente condizionata. A meno che non riesca a trasformarla. E questo può avvenire sempre e solo sul piano emotivo. E' impossibile liberarsene se se ne ha una coscienza esclusivamente mentale (per esempio se i genitori lo hanno informato che non è stato voluto). L'impatto emozionale, con tutte le sue conseguenze permane.

Ma tutti i nostri imprinting possono generarsi durante tutta la vita intrauterina e nei primi anni di vita.

La mamma trasferisce al feto le emozioni ed i traumi che lei stessa vive mentre porta il bambino con sé. La nascita è una delle situazioni, ampiamente riconosciuta dalla scienza, che può generare traumi nel bambino. E così i primissimi anni di vita. La facilità con cui il bambino assorbe le emozioni dalla madre, ma anche dell'ambiente circostante come padre, nonni, parenti più stretti che interagiscono con la madre dipende dalle modalità percettive del feto prima e del bambino poi. E gli stadi di percezione sono diversi dal momento del concepimento fino all'età adulta. Infatti questi stadi sono legati alle onde cerebrali che caratterizzano la nostra crescita. La frequenza delle onde cerebrali nella nostra vita segue questa funzione:

Primo stadio	SP1	Embrionale
Secondo stadio	SP2	Embrionale-fetale

Terzo stadio	SP3	Dal 4°-6° mese fino a 2 anni
Quarto stadio	SP4	L'infanzia dallo stato post verbale fino ai 7-12 anni
Quinto stadio	SP5	Fino all'adolescenza avanzata
Sesto stadio	SP6	Quando l'adolescenza è totalmente strutturata

Nei primi stadi le onde cerebrali sono molto basse. Questo significa che il bambino vive, fino al terzo stadio, nello stato di coscienza theta. Ed in questo stato di coscienza gli impatti emozionali che gli arrivano dalla madre vengono assorbiti totalmente.

La relazione con la trasmissione del microbioma da parte della madre

Abbiamo visto che il bambino riceve gli impatti emotivi da parte della madre a partire dal momento del concepimento fino alla nascita. In realtà gli impatti emotivi che la mamma trasmette sono, a loro volta, condizionati all'ambiente in cui la mamma vive in quel momento. Immaginiamo quanti conflitti possono nascere ed suoi familiari come marito, genitori, genitori del marito etc.... Se qualcuna di queste figure rifiuta la gravidanza, la mamma ne viene influenzata a livello emozionale e questo conflitto viene automaticamente trasferito al bambino.

In seguito il bambino continua a ricevere questi impatti non solo dalla mamma ma anche dall'ambiente circostante.

Viste queste considerazioni e le recenti scoperte riguardanti il microbioma possiamo evidenziare questi punti:

a) Il bambino eredita dalla madre gli impatti emozionali più importanti in due fasi:
   1. Dal concepimento alla nascita
   2. Dalla nascita ai primissimi anni di vita

b) Il microbioma si forma nel bambino negli stessi periodi.
c) Esiste un asse intestino-cervello che trasmette informazioni in entrambi i sensi.

Quindi, partendo dalle recenti scoperte riguardanti il microbioma da un lato e i vissuti emozionali dall'altro possiamo dire che:

a. Esiste uno stretto legame tra microbioma e vissuto emozionale.
b. Il microbioma influenza in maniera molto importante la salute dell'ospite.
c. Il vissuto emozionale è responsabile di quasi tutte le patologie. Se un forte vissuto emozionale non viene disinnescato è un incubatore di malattie.

Conclusioni

Per concludere, le più recenti scoperte scientifiche stanno aprendo nuove strade ed il paradigma olistico sta, lentamente, sostituendo il paradigma meccanicistico.

Riteniamo necessario distinguere le terapie illustrate di cui abbiamo parlato sopra in relazione alla loro efficacia ai fini del riequilibrio e della guarigione.

Crediamo che queste terapie agiscono ed esplicano la loro efficacia a seconda della profondità cui lavorano nel nostro sistema corpo.

Partendo dall'assunto che le emozioni traumatiche più profonde e nascoste sono quelle da cui ha origine ogni squilibrio e considerando che questo nocciolo è stato ricoperto, durante la nostra vita, da strati protettivi – che il nostro cervello ha costruito per proteggerci dal rivivere esperienze dolorose – è evidente che la guarigione più completa e profonda è quella che riesce ad arrivare a questo strato per poterlo rimuovere in maniera definitiva.

Per cui potremmo fare la seguente suddivisione:

1. Terapie profonde
2. Terapie superficiali
3. Terapie dannose

Non è questa la sede per fare suddivisioni e classifiche fra le varie terapie e metodologie anche come stili di vita considerando che ogni persona è diversa ed ha approcci diversi al dolore ed alle emozioni.

Per terapie dannose intendiamo quelle terapie che, anziché liberare gli strati protettivi, ne costruiscono altri aggravando il problema.

E' un accenno doveroso perché è assolutamente indispensabile che un terapeuta, per poter guarire e liberare le persone che a lui si affidano, abbia prima svolto un profondo lavoro su di sé. In caso contrario i suoi vissuti non risolti possono sommarsi a quelli delle persone che dovrebbe curare.

E tuttavia siamo convinti che ognuno debba trovare la propria strada rivolgendosi a quei terapeuti di cui sente di potersi fidare ma con la consapevolezza che il lavoro deve essere svolto in profondità e che, purtroppo, molte volte un benessere momentaneo non risolve il problema alla radice.

Se non si svolge un lavoro di questo tipo, i disagi emozionali si trasformano in malattie che arrivano al punto di non ritorno. In questa situazione si potrà intervenire solo con forti prodotti chimici, che però alleviano il sintomo ma non rimuovono la causa, oppure con interventi chirurgici che sono solo riparativi e che possono costituire, ancorché a volte inevitabili, nuovi punti di non ritorno.

INDICE

BIBLIOGRAFIA

Alla ricerca dell'una (medicina)	Paolo Mainardi	Libellula Edizioni
Alla scoperta del microbioma umano	Fabio Piccini	Amazon Kindle
Anatomia della guarigione	Erica Poli	Anima Edizioni
Anti cancro	David Servan-Schreiber	Pickwick
Cyber	Nitamo Federico Montecucco	Ed. Mediterranee
Decodifica biologica delle malattie	Christian Flèche	Ed. Amrita
Elogio della fuga	Henri Laborit	Oscar Saggi Mondadori
Guarire con il sistema corpo-specchio	Martin Brofman	TEA
Guarire con la Nuova Medicina Integrata	Soresi, Rosati, Garzia	Sperling & Kupfer
Hamer	Introduzione alla nuova medicina	Amici di Dirk
Il cervello anarchico	Enzo Soresi	UTET
Il corpo racconta	Maria Pusceddu	Persiani editore
Il Mito della Dieta	Tim Spector	Bollati Boringhieri
Il mondo magico di Paracelso	Franz Hartmann	Ed. Mediterranee
Il Potere Anticancro delle Emozioni	Christian Boukaram	Apogeo
La morte e la vita nell'aldilà	Omraam Mikhael Aivanhov	Prosveta
La Nascita	Michel Odent	Edizioni Tlön
Le basi spirituali della medicina	Omraam Mikhael Aivanhov	Prosveta
Le Chiavi della Malattia	Joaquin Grau	Ed. Servitium
Malattia e destino	Thorwald Dethlefsen, Rüdiger Dahlke	Mediterranee
Molecole di emozioni	Candace Pert	Tea libri
Origine e prevenzione delle malattie	Salomon Sellam	Ed. Quintessence